BEI GRIN MACHT SICH IHR WISSEN BEZAHLT

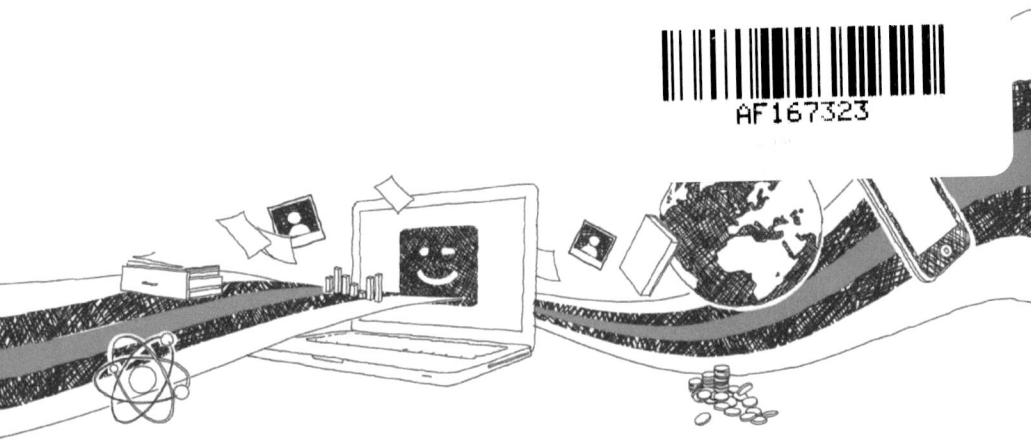

AF167323

- Wir veröffentlichen Ihre Hausarbeit, Bachelor- und Masterarbeit

- Ihr eigenes eBook und Buch - weltweit in allen wichtigen Shops

- Verdienen Sie an jedem Verkauf

Jetzt bei www.GRIN.com hochladen und kostenlos publizieren

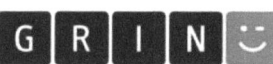

Ernährungsassoziierte Erkrankungen. Diagnose und Ernährungsplan anhand eines Fallbeispiels

Ines Ochmann

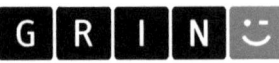

Bibliografische Information der Deutschen Nationalbibliothek:

Die Deutsche Nationalbibliothek verzeichnet diese Publikation in der Deutschen Nationalbibliografie; detaillierte bibliografische Daten sind im Internet über http://dnb.d-nb.de abrufbar.

ISBN: 9783346584625
Dieses Buch ist auch als E-Book erhältlich.

Druck und Bindung: Books on Demand GmbH, Norderstedt Germany
Gedruckt auf säurefreiem Papier aus verantwortungsvollen Quellen

Das vorliegende Werk wurde sorgfältig erarbeitet. Dennoch übernehmen Autoren und Verlag für die Richtigkeit von Angaben, Hinweisen, Links und Ratschlägen sowie eventuelle Druckfehler keine Haftung.

Das Buch bei GRIN: https://www.grin.com/document/1162816

Ernährungswissenschaften

Bachelor of Science

Ernährungsassoziierte Erkrankungen

ausgewähltes Fallbeispiel

Fallstudie 1 – Herr K.

vorgelegt am: 21.10.2021

vorgelegt von: Ines Ochmann

Inhaltsverzeichnis

I. Abbildungsverzeichnis

II. Abkürzungsverzeichnis

a	Alter
BMI	Body Mass Index
d	Tag
D-A-CH	Deutschland-Österreich-Schweiz
DGE	Deutsche Gesellschaft für Ernährung
DGK	Deutsche Gesellschaft für Kardiologie
DMT2	Diabetes Mellitus Typ 2
ESH	European Society of Hypertension
ESC	European Society of Cardiology
HDL	High Density Lipoprotein
IDF	International Diabetes Federation
IFG	Impaired Fasting Glucose
IGT	Impaired Glucose Tolerance
Kap.	Kapitel
KG	Körpergewicht
L	Liter
LDL	Low Density Lipoprotein
mmHg	Millimeter-Quecksilbersäule
mmol	Millimol
NAFLD	Non Alcoholic Fatty Liver Disease
NCEP	National Cholesterol Education Program
NPG	Nüchternplasmaglukose
PAL	Physical Activity Level
oGGT	oraler Glukose Toleranz Test

TG	Triglyceride
VLDL	Very Low Density Lipoprotein
WHO	Word Human Organisation

1 Das metabolische Syndrom – Die Problematik

Namen wie „Syndrom X", „Das tödliche Quartett" oder „Insulinresistenzsyndrom" beschreiben das metabolische Syndrom als Einheit der Erkrankungen bzw. Symptome von abdominaler Fettleibigkeit, Hypertonie, Insulin-Resistenz und Dyslipidämien (McCracken 2018, S. 14ff.). Waren Unterernährung und Infektionskrankheiten die Hauptnöte des letzten Jahrhunderts so ist es nun das metabolische Syndrom (Reuter/Mrowka 2015, S.291). Eine weltweit einheitliche Definition gibt es noch nicht. Allgemeiner Konsens herrscht aktuell nur bei den vier genannten Krankheitsbeschwerden (Hauner 2017, S. 305ff.). Oft geht das metabolische Syndrom mit weiteren Begleiterkrankungen wie Hyperurikämie - die sich in Gicht manifestieren kann - NAFLD (non alcoholic fatty liver disease) oder Herz-Kreislauf-Erkrankungen einher (McCracken 2018, S. 14ff.).

Ursachen hierfür ist das ständige Überangebot von zu energiereicher Nahrung entgegen dem Mangel ausreichender Bewegung (Kasper 2014, S. 118). Das metabolische Syndrom wurzelt in durch Übergewicht gebildetes Fettgewebe. Daraus resultierende gesundheitliche Dysfunktionen werden hervorgerufen durch eine ungesunde Ernährung. Sie enthält oft einen zu hohem Anteil ungünstiger Fette und Zucker. Man geht davon aus, dass es Im Jahr 2025 weltweit 300 Mio. Erkrankte mit dem metabolischen Syndrom geben wird (Reuter/Mrowka 2015, S.291). Somit erhält die Bekämpfung des metabolischen Syndroms eine Sonderstellung.

2 Ziel dieser Fallstudie

Mithilfe dieser Fallstudie werden die Krankheiten bzw. Symptome, aus denen das metabolische Syndrom entsteht, am Beispiel des Herrn K. im Kontext zueinander abgehandelt. Sie dient ebenfalls der Einschätzung seines Gesundheitszustandes.

Im folgenden Kapitel werden seine vorliegenden Daten einschließlich der Familienanamnese ausgewertet und analysiert. Fehlende Parameter werden ermittelt. Ziel ist es, ein Konzept zu entwickeln, um die Gefahren dieser ungesunden Lebensweise aufzuzeigen. Auch die Umstellung zu einer gesünderen Ernährung wird erörtert, um positiv auf eine Verbesserung der gesundheitlichen Situation hinzuwirken. Hierfür dient ein 1-Tages-Ernährungsplan als Beispiel. Vorrangiges Ziel ist der langsame kontinuierliche Abbau des Übergewichts auf ein gesundes Maß mit dem BMI von unter $25 kg/m^2$ sowie der Abbau Triglyceride auf unter 150mg/dl. Sich anschließende Lebensstilinterventionen zur Verringerung seiner Hypertonie verdeutlichen beispielhaft mehr Bewegungsmöglichkeiten im Alltag. Gleichermaßen wird eine gesündere Lebensweise dargestellt, die einer Reduzierung bestehender Symptome zuträglich ist und ebenfalls Risiken für Folgekrankheiten des Herrn K. verringert, zu Gunsten des Wohlbefindens.

3 Der Fall des Herrn K. / Auswertung vorliegender Daten

Dieses Kapitel dient der Vorstellung des Falles von Herrn K., einschließlich er Anamnese, Ermittlung fehlender Parameter und der vorläufigen Diagnose.

3.1 Fallvorstellung / Anamnese

Herr K. ist 48 Jahre alt, Raucher (bis zu 20 Zigaretten/Tag), arbeitet in einem Softwareunternehmen, hauptsächlich 8-10 Stunden täglich am Schreibtisch. Er klagt über häufige Kopfschmerzen und angeschwollene Beine unterhalb der Knie. Da er sich oft matt und müde fühlt, sucht er Rat bei seinem Arzt. Die Untersuchung ergibt Folgendes:

Körperliche Untersuchung	
Größe (m)	1,72
Gewicht (kg)	103
BMI (kg/m^2)	34,82[1] (Adipositas Grad I)
Taille	Umfang erhöht
Blutdruck (1. Messung) (systolisch/diastolisch mmHg)	140/95
weitere Parameter:	Herzfunktion: normal
	Lungenfunktion: normal
	Ödeme unterhalb der Knie
	Varizen (Krampfadern): keine

Weiterführend liegen folgende Daten vor:

labordiagnostische Daten	
Triglyceride (mmol/L)	2,0 mmol/L

weiterführende Anamnese		
Familienanamnese:	Vater:	Typ-II-Diabetiker
	Mutter:	Sie ist früh an einem Herzinfarkt verstorben.
	Geschwister:	Der jüngere Bruder hat diagnostizierten Bluthochdruck
Ernährungsanamnese (Fragebogen):	regelmäßiger Alkoholkonsum mit meist 3 Bier zum Abendessen	
	unregelmäßiges Essverhalten in größeren Mengen	

---

[1] BMI: Body Mass Index, errechnet sich auf dem Quotienten von Körpergewicht und Größe in m^2 (Elmadfa 2019, S. 17)

Sonstiges:	
Beruf:	beruflicher Stress
Sport:	Sportliche Betätigung findet nicht statt.
Haustiere:	Keine.
Sonstige Betätigung:	Keine. Die Haus- u. Gartenarbeit tätigt die Ehefrau.

Zur Einschätzung des Risikos eines metabolischen Syndroms bei Herrn K. ist es ratsam, folgende weitere Parameter zu messen:

3.2 Fehlende Parameter

Parameter	Begründung
Cholesterol in mmol/L (Gesamt-, VLDL-, LDL-, HDL-)	o zur Einschätzung des Risikos einer Hyperlipoproteinämie als Risikofaktor kradiovaskulärer Erkrankungen, wie Arteriosklerose o mit besonderer Aufmerksamkeit für Lipoprotein (a) (LDL-Cholesterin) (Elmadfa 2019, S. 106)
Blutdruck	o mindestens eine zweite Messung ist erforderlich
Bauchumfang	o unterstützend zur Diagnose einer abdominellen Adipositas / Art der Verteilung des Körperfettes: o Männer: Taillenumfang > 94cm (Patel/Abate 2013, S. 2021)
Harnsäurewert	o zur Diagnose einer möglichen Hyperurikämie durch Alkohol und eiweißreicher Kost, o zur Risikoeinschätzung einer Gicht
Nüchternplasmaglukose (IGF / HbA1c)	o wichtige Parameter zur Einschätzung einer möglichen Insulinresistenz o. gestörter Glukosetoleranz, DMT2, NAFLD

Cholesterin: Im Darm aus der Nahrung aufgenommenes Cholesterin wandelt die Leber zunächst in VLDL- und später in LDL-Cholesterin um. LDL-Cholesterin ist ein Risikofaktor für Arteriosklerose, da es sich an den Gefäßwänden anlagern kann und das Infarktrisiko wesentlich erhöht. Das HDL-Cholesterin wirkt einem hohen Cholesterinspiegel entgegen und wirkt somit protektiv (Grass 2019, S. 78).

Blutdruck: Es sollte eine zweite Messung vorgenommen werden. Eine Hypertonie begründet sich, wenn der Durchschnittswert beider ermittelten Blutdrücke erhöht ist (Steffen 2016, S. 63).

Harnsäure: Ein normaler Harnsäurewert bei Männern liegt bei 4,5-5mg/dl. Werte über 7,0mg/dl gelten als erhöht (Elmadfa 2019, S. 247). Ab 8,0mg/dl wird er klinisch relevant und muss Beachtung in der Therapie finden (Grass 2019, S. 81). Hauptsächlich lagert sich Natriumurat in den Gelenken ab. Unbehandelt kann das zu chronischer Gicht und Deformationen der Gelenke führen (Hahn/Ströhle/Wolters 2015, S. 873).

Nüchternplasmaglukose: Zum Bestimmung des Vorliegen bzw. Ausschluss eines DMT2 ist die Nüchternplasmaglukose von Bedeutung. Auszuschließen ist ein Risiko bei einem HbA1c-Normalwert im Bereich von 4,1 - 6,4% (Grass 2019, S. 75). Lt. NCEP Expert Panel, IDF und Joint Statement ist das Risiko eines metabolischen Syndroms in Verbindung weiterer auffälliger Parameter ab einem Wert von ≥ 100 bzw. 110 mg/dl gegeben (Hauner, H./Bechthold, A./Boeing, H. et al. (2011). Weiterführende Erkrankungen des DMT2 ist die sogenannte nicht alkoholische Fettleber – NAFLD (Kasper 2014, S. 247). Deshalb sollte auch hier eine Risikoeinschätzung durchgeführt werden.

Offizielle Klassifikationen z.B. der WHO, Leitlinien der European Society of Hypertension (ESH) und der European Society of Cardiology (ESC) für Hypertonie (Bluthochdruck) und Dyslipidämien (Fettstoffwechselstörungen), Nationale Versorgungsleitlinien für Diabetes sowie Interdisziplinäre Leitlinien zur Prävention und Therapie von Adipositas stehen zur Verfügung, um vorerst mit den zur Verfügung gestellten Daten eine Analyse des Gesundheitszustandes von Herrn K. zu tätigen.

3.3 Diagnose anhand der vorliegenden Daten und Anamnese

Nachfolgend geht es um die Diagnose der einzelnen Krankheitsbilder bzw. Symptome des metabolischen Syndroms.

3.3.1 Abdominelle Adipositas

Die Auswertung in Bezug auf das Bestehen einer abdominellen Adipositas ist *positiv*. Es handelt sich hierbei um eine *Adipositas Grad I.*

Begründung: Der BMI des Patienten beträgt: *34,82kg/m²*. Lt. Klassifikation der WHO für Übergewicht, Präadipositas und Adipositas ist Herr K. mit seinem BMI zwischen 30 – 34,9 kg/m² als adipös Grad I einzustufen. Weiterhin liegt ein erhöhter Taillenumfang vor. Das Körperfett befindet sich also vermehrt im Bauchbereich (Patel/Abate 2013, S. 2021).

3.3.2 Hypertonie

Der vorliegende Blutdruck des Patienten (140/95 mmHg) legt einen Verdacht auf eine *Hypertonie Grad I* nahe.

Begründung: Nach Klassifikation der DGK liegt eine Hypertonie Grad I bei einem systolischen Blutdruck von 140-159 mmHg und diastolischen Blutdruck von 90-99 mmHg vor (DGK 2018, S. 11). Herr K. weist einen Blutdruck von 140/95 mmHg auf. Eine zweite Messung bringt hier mehr Klarheit für die Diagnose. Die Ödeme unterhalb der Knie weisen allerdings auf eine Hypertonie hin (DGK. 2018, S. 20). Bestätigt sich der Verdacht, liegt eine leichte Hypertonie vor. Hauptrisikofaktor ist hier das Übergewicht des Herrn. K. und die Verteilung des Körperfettes am Bauch (Elmadfa/Leitzmann 2019, S. 681). Weiterhin sollte die familiäre Disposition Beachtung finden (DGK 2018, S. 20). Der Bruder leidet ebenfalls unter hohem Blutdruck, die Mutter verstarb an einem Herzinfarkt. Der von Herrn K. angegebene berufliche Stress ist zusätzlich fördernd (Steffen 2016, S. 63). Ebenso signalisiert der angegebene Kopfschmerz als unterstreichendes Anzeichen eine bestehende Hypertonie (DGK 2018, S. 20).

3.3.3 Dyslipoproteinämie

Die gemessenen Triglyceride betragen 2,0mmol/L. Herr K. leidet an einer *Fettstoffwechselstörung*. Für Herrn K. besteht ein erhöhtes Risiko für Begleiterkrankungen.

Begründung: Der empfohlene Wert für Triglyceride bei Gesunden liegt unter < 150 mg/dl bzw. 1,7 mmol/L (DGK 2019, S. 30). Herr K. befindet sich in dem Stadium einer moderaten Hypertriglyceridämie zwischen 1,7-11,4mmol/L (Schlaganfallbegleitung.de 2021).

Die Fettstoffwechselstörung ist sekundär. Der tägliche Alkohol-Konsum trägt auf die Erhöhung der TG zur Fettstoffwechselstörung bei (Elmadfa/Leitzmann 2019, S. 239, 647).

3.3.4 Glukoseintoleranz / Insulinresistenz

Die momentan vorliegenden Daten des Hausarztes lassen keine Rückschlüsse in Bezug auf eine gestörte oder abnorme Glukosetoleranz zu (siehe Kap. 3.2). In Anbetracht dessen und aufgrund der Tatsache, dass der Vater bereits an einem Typ-II-Diabetes erkrankt ist, sollte ein oGGT in Betracht gezogen werden oder die Bestimmung der Nüchternplasmaglukose (NPG), sowie der HbA1c-Wert zur Bestimmung des Langzeitblutzuckers. Hieraus ließe sich schlüssig ermitteln, ob oder inwieweit der Patient an einer Glukoseintoleranz leidet.

Durch seinen Lebensstil lässt sich allerdings eine erhöhte Risikotendenz ableiten. 90% aller Diabetiker Typ 2 sind ebenfalls übergewichtig. Das Risiko des Herrn K. steigt durch seinen BMI von 34,82kg/m^2 (siehe Kap. 2.1) erheblich an. Die Gefahr einer Insulinresistenz erhöht sich ab dem BMI > 30kg/m^2 um das 12-fache (Hahn/Ströhle/Wolters 2015, S. 794).

3.3.5 Auswertung anhand der zugrunde liegenden Daten

Lt. NCEP Expert Panel, IDF und Joint Statement müssen 3 von 5 Risikofaktoren vorliegen, um das metabolische Syndrom zu diagnostizieren (Hauner/Bechthold/Boeing et al. 2011, S. 117).

Eine abdominelle Adipositas Grad I liegt vor ebenso wie eine Hyperlipoproteinämie (siehe Kap. 2.3.1 u. 2.3.3). Der Verdacht des Vorliegens einer Hypertonie liegt durch den bereits gemessenen erhöhten Blutdruck und den erwähnten Kopfschmerz des Herrn K. nahe. Zusätzlich fördern die Ödeme unterhalb der Knie und die Familienanamnese den Verdacht. Der Blutdruck sollte jedoch wiederholt gemessen werden. Die Insulinresistenz ist ebenfalls wahrscheinlich gemäß des

Lebensstils des Herrn K. (siehe Kap. 2.3.4). Weitere Risikofaktoren sind das Rauchen, der Stress und der Bewegungsmangel.

Insgesamt liegt das metabolische Syndrom sehr wahrscheinlich vor. Auch wenn noch einige Parameter ausgewertet werden müssen, sollte schon jetzt präventiv mit einer Umstellung der Ernährung und des Lebensstils begonnen werden.

Nachfolgend wird ein gezieltes Konzept vorgestellt, mit dem durch eine langfristige Gewichtsabnahme ein BMI von unter 25kg/m^2 erreicht werden soll. Weiterhin dienst es unterstützend zur Blutdrucksenkung auf ein normales Maß von vorerst 140/90 mmHg und später auf 130/80 mmHg (DGK 2018, S. 7). Die Triglyceride können durch die Umstellung auf fettarme Nahrung ebenfalls normalisiert werden (DGK 2019, S. 35) Zusätzlich helfen Omega-3-Fettsäuren als Supplementation (Gao et al. 2020, S. 7ff).

Basis für dieses Konzept ist die folgende Ermittlung des täglich empfohlenen Energiebedarfs.

4 Ermittlung von Grundumsatz, Gesamtenergiebilanz & tgl. Kalorienaufnahme

Zur Berechnung sind 3 Komponenten zu berücksichtigen: der Grundumsatz, die Thermogenese und der PAL-Wert als Maß für die körperliche Aktivität (Wirth 2015, S. 361).

4.1 Sollgewicht & Berechnung des Grundumsatzes

Die Berechnung findet nach der Harris-Benedict-Formel statt (Kreymann 2018, S. 83). Hierbei wird der erhöhte BMI des Herrn K. von 34,82kg/m^2 berücksichtigt und auf ein normales Maß von 25kg/m^2 angepasst. Es wird ein Sollgewicht errechnet, welches später in der Harris-Benedict-Formel Anwendung findet.

$$BMI = \frac{Sollgewicht\ in\ kg}{1,72^2} = 25,0$$

$$Sollgewicht\ (kg) = 1,72^2 \cdot fiktiver\ BMI\ 25,0 = 73,96\ kg \approx 74\ kg$$

Berechnung des Grundumsatzes nach der Harris-Benedict-Formel für Männer

Grundumsatz (kcal/d) = 66,473 + 13,752 · Gewicht (kg) + 5,003 · Größe (cm) – 6,755 · Alter (a)

Grundumsatz (kcal/d) = 66,473 + 13,752 · 74 + 5,003 · 172 – 6,755 · 48 = *1.620 kcal/d*

4.2 Berechnung der Gesamtenergiebilanz unter Verwendung des PAL-Wertes

Der PAL ist ein Maß für die körperliche Aktivität. Sie kann Werten zwischen 1,0 für sitzende und 2,5 für sehr aktive Bewegung annehmen (Wirth 2015, S. 361f.). Da Herr K. eine sitzende Tätigkeit ausübt und auch zu Hause kaum Bewegung hat, wird der PAL von 1,4 in die Berechnung eingepflegt. Das entspricht einer wenig aktiven körperlichen Aktivität.

Gesamtenergiebilanz (kcal/d) = Grundumsatz · PAL

Gesamtenergiebilanz (kcal/d) = 1.620 kcal · 1,4 = *2.268 kcal/d*

4.3 Tägliche Kalorienaufnahme und Verteilung der Makronährstoffe

Aufgrund der Reduktionsdiät wird die tägliche Gesamtenergie um 500 kcal reduziert (DAG 2019, S. 30). Somit bleibt eine erlaubte Kalorienaufnahme von *1.768kcal* / Tag. Anzuraten ist eine langsame Reduktion, um eine vermehrte Bildung von Ketonkörpern und somit eine Hyperurikämie zu verhindern (Elmadfa 2019, S. 248).

Aufzuteilen sind die ermittelten 1.768kcal / Tag gemäß den Empfehlungen der D-A-CH-Referenzwerte der DGE auf Proteine 0,8g / kg KG (max. 20% der tgl. Gesamtenergie) und einen Gesamtfettanteil von < 30%. Der Anteil der Kohlenhydrate sollte > 50% sein. Er ergibt sich entsprechend aus der Differenz zu 100%, die nach Abzug der Proteinzufuhr und der Fettzufuhr verbleiben (DGE.de 2021a; Toeller 2005, S. 79ff.).

5 Ernährungsplan

Aufgeteilt werden die zuvor errechneten täglichen 1.768kcal auf 3 Mahlzeiten zu je 590 kcal. Im günstigsten Fall und gemäß den Empfehlungen der DGE würden sich die 590 kcal jeweils auf max. 118kcal Proteine (20%), max. 177 kcal Fette (< 30%) und 295 kcal aus Kohlenhydraten verteilen. Da ein Ernährungsplan aber über längere Zeit betrachtet werden muss, sind Schwankungen akzeptabel und der Praktikabilität geschuldet, solange sie sich später wieder ausgleichen. Für Herrn K. sieht der 1-Tages-Plan folgendermaßen aus:

Frühstück (590 kcal): Haferflocken-Porridge bestehend aus 150g Magerquark (0,2%) und 100 g Haferflocken, dazu 30g Heidelbeeren, 200ml Mandelmilch, Kaffee ohne Zucker (bei Bedarf mit Milch), ungesüßter Tee oder Wasser nach Belieben.

Mittag (590 kcal): Püree aus Blumenkohl (140g) und Sellerie (150g), dazu 150g Lachs gedünstet, 30g Salatgarnitur und etwas Leinöl, Wasser oder ungesüßter Tee nach Belieben.

Abendessen: (590 kcal): Wildreis mit Gemüse bestehend aus 200g Wildreis, einem Ei, dazu gegrillter Paprika, rot (200g), gegrillter Paprika, grün (200g), Tomate gegrillt (150g). Als Beilage 150g frische Gurke mit Joghurt-Dressing.

Die genaue Zusammensetzung der Makro-Nährstoffe inclusive der Ballaststoffe und des Harnsäuregehaltes ist in Abb. 1 zusammengefasst.

5.1 Adipositas: Erläuterungen zum Ernährungsplan

Das tägliche Kalorienziel wurde um 500kcal / Tag gekürzt. Somit ist es ein realistisches Ziel für Herrn K., wöchentlich 0,5kg – 1,0kg abzunehmen, was einer Reduktion von mindestens 26kg in einem Jahr ermöglicht und Herrn K. seinem Idealgewicht von 74kg näher bringt (Bischoff 2018, S. 638). Zur Unterstützung der Körpergewichtsreduktion ist im Ernährungsplan auf eine Fettzufuhr von weniger als 30% der Gesamtenergie anzuraten (European Journal of Clinical Nutrition 2000, S.353ff; DGGF 2021, S. 9).

Die begleitenden Risiken einer Adipositas können deutlich verringert werden. Der aktuelle BMI des Herrn K. von 34,82kg/m^2 birgt ein erhöhtes Risiko für chronische Erkrankungen wie Diabetes Mellitus, kardiovaskuläre Erkrankungen sowie diverser Krebsarten (DAG.de 2021b). Das viszerale Fettgewebe ist stoffwechselaktiv. Es intensiviert die Lipidsynthese und somit das Risiko einer Hyperlipidämie. Zusätzlich verstärkt es die Gluconeogenese und die Gefahr einer Insulinresistenz. Gepaart mit Bluthochdruck erhöht sie ebenso das Risiko einer Arteriosklerose (Patel/Abate 2013, S. 2021).

5.2 Hypertonie: Erläuterungen zum Ernährungsplan

Folgen einer Hypertonie können ein Herzinfarkt oder pathologische Gefäßerkrankungen wie Arteriosklerose sein (Elmadfa 2019, S. 245). Die angestrebte Reduktion des Körpergewichts ist zur Senkung des Blutdrucks essenziell. Wegen der anzunehmenden Hypertonie des Herrn K. ist die Salzzufuhr gemäß den Empfehlungen der Deutschen Gesellschaft für Kardiologie auf < 5g / Tag zu beschränken. Der tägliche Alkoholkonsum sollte auf weniger als 14 Einheiten / Woche begrenzt werden (DGK 2018, S. 30ff.).

5.3 Triglyceride: Erläuterungen zum Ernährungsplan in Bezug auf erhöhte Triglyceride

Anzuraten ist jedoch gemäß der Deutschen Gesellschaft zur Bekämpfung von Fettstoffwechselstörungen und ihren Folgeerkrankungen die komplette Restriktion des Alkohols. So kann der Abbau der Triglyceriden deutlich beschleunigt werden (DGGF 2021, DGK 2019, S. 33; S.10; AöR 2021, S.1).

Der Ernährungsplan des Herrn K. beinhaltet frisches, wenig süßes Obst und viel Gemüse, die an die mediterrane Ernährungsform angelehnt ist und eine angemessene Mischkost beinhaltet., die Dyslipoproteinämien, Hypertonie oder Herzinfarkt entgegenwirken können (Höfler/Sprengart 2018, S. 427 f.).

Die erhöhte Zufuhr von Ballaststoffen lässt den Blutzucker langsamer ansteigen (DGGF 2021, S. 10). Ballaststoffe wirken zusätzlich positiv auf die Lipidwerte (DGK 2019, S. 32; AöR 2021, S.1). Bei einer Auswahl schnell verfügbarer Zucker würde die Leber durch ihre Bildung von Fetten eine

Senkung der Triglyceride inhibieren. Deshalb ist eine ballaststoffreiche Ernährung mit komplexen Kohlenhydraten besser geeignet. Sie hält länger satt, was Heißhungerattacken entgegenwirkt (DGGF 2021, S. 10f.; DGK 2019, S. 32; AöR 2021, S.1). Eine tägliche Mindestzufuhr von > 30 g / Tag sollte erreicht werden (DGE.de 2021b).

Im Diätplan sind wenig gesättigte Fette enthalten. Transfette aus Lebensmitteln wie Fast Food oder Kuchen und gesättigte Fette aus Wurst, Wurstwaren oder Käse werden gemäß den Empfehlungen bewusst gemieden. So kann das Risiko für koronare Herzkrankheiten deutlich gesenkt werden (Hauner/Bechthold/Boeing et al. 2011, S. 126). Milch oder Quark werden nur als fettarme Varianten angeboten (DGGF. S. 11). Angelehnt an eine mediterrane Ernährung werden einfach und mehrfach ungesättigte Fette sparsam genutzt. Leinöl und die Fette aus dem Lachs sind reich an Omega-3-Fettsäuren, die die Triglyceride signifikant senken können (Gao et al. 2020, S. 7ff.; Hartweg, J. et al 2008, o.S.). Zur weiteren Unterstützung soll eine Supplementierung von Omega-3-Fettsäuren stattfinden (DGK 2019, S.33, 49). Bei einer täglichen Zufuhr von 2g unterstützen sie ebenfalls den Anstieg des günstigen HDL-Cholesterinspiegels (Gao et al. 2020, S. 7ff.). Einen ebenfalls positive Wirkung auf die Triglyceride hat der Verlust des Körpergewichts. So können sie bei einer Reduktion von 5-15kg um 20-30% gesenkt werden (Elmadfa 2019, S. 244). Zusätzliche Risikofaktoren wie das Rauchen und das Viszeralfett erhöhen das Risiko eines Herzinfarktes. Dies hebt noch einmal die klare Priorität der Gewichtsreduktion heraus (DGGF 2019, S.7).

Risiken einer unbehandelten Hypertriglyceridämie sind Herz-Kreislauf-Erkrankungen oder eine Pankreatitis (Schlaganfallbegleitung.de 2021).

5.4 Hyperurikämie: Erläuterungen zum Ernährungsplan in Bezug auf ihr Risiko

Vorsorglich wird zur Reduzierung des Hyperurikämierisikos im Ernährungsplan purinarmes Gemüse wie Blumenkohl oder Paprika verwendet (Elmadfa 2019, S. 248). Bei starken Gewichtsverlusten oder erhöhtem Alkoholkonsum kann es zu einer verstärkten Ansammlung von Harnsäure im Serum kommen. Alkohol stellt durch seine Hemmung der renalen Harnsäureausscheidung einen Risikofaktor dar (Elmadfa 2019, S. 248). Natriumuratkristalle lagern sich im Gewebe an und führen zu Entzündungen, die im schlimmsten Fall zu chronischer Gicht mit Gelenksdeformationen führen können (Hahn/Stöhle/Wolters 2015, S. 872 f.). Weiterhin lässt der erhöhte TG-Spiegel in Verbindung mit dem hohen BMI Rückschlüsse auf eine Hyperurikämie zu (Liu et al 2020, S. 13.478).

5.5 Weiterführende Erläuterungen und Lebensstil - Interventionen

Die Nahrungszufuhr ist auf 3 Hauptmahlzeiten / Tag beschränkt. Snacks als Zwischenmahlzeiten werden vermieden, da Herr K. gerne größere Mahlzeiten zu sich nimmt. Somit kann besser auf seine Gewohnheiten eingegangen werden. Zusätzlich fördern Essenspausen das natürliche Hungergefühl und bieten Zugang zum Abbau der Fettdepots (ugb.de 2021). Die Senkung des Körpergewichts dient als Basis zur Senkung des Bluthochdrucks, der Hypertonie und der Triglyceride (DGK 2018, S. 33; DGGF 2021, S.9).

Eine reine Ernährungstherapie ist in den meisten Fällen nicht ausreichend. Zusätzlich sollte ebenfalls eine Verhaltens- und Bewegungstherapie in Betracht gezogen werden, weshalb vermehrt Sport mit moderater Intensität empfohlen wird (DGG 2021, S. 10). Angeraten sind 30 min dynamische Bewegung an 5 bis 7 Tagen in der Woche (DGK 2018, S.33). Ist der Energieverbrauch genauso hoch, kann auch eine vermehrte, beständige Aktivität im Alltag (Hilfe im Garten oder Haushalt) wirksam sein (Bischoff 2018, S. 639). Eine Überlegung sollte auch die Anschaffung eines Laufbandschreibtisches zur Verkürzung der tgl. Sitzzeit wert sein. Laufbandschreibtische zeigen gleichsam gute Ergebnisse in Bezug auf die postprandialen Glukose, das HDL-Cholesterin und den Streßabbau (MacEwen/MacDonald/Burr 2015, S.50ff.). Das Rauchen als Hauptrisikofaktor kardiovaskulärer Erkrankungen sollte eingestellt werden (DGK 2018, S. 33; Herold 2019, S. 932). Unterstützend behilflich dabei sind die Krankenkassen des Versicherten mit entsprechenden Programmen.

6 Fazit und Diskussion

Ziel dieser Fallstudie war die Einschätzung des gesundheitlichen Zustandes von Herrn K entsprechend der Datenlage. Resultierend daraus ist es Herrn K. dringend angeraten, seinen bisherigen Lebensstil zu überdenken und zu ändern. Gleichsam wichtig sind hier ein Ernährungskonzept sowie auch ein Verhaltens- und Bewegungskonzept zur Verbesserung seines Gesundheitszustandes. Aufgrund der Limitierung dieser Arbeit konnte hier hauptsächlich nur auf die Ernährung eingegangen werden. Einige fehlende Parameter des Herrn K. gilt es noch auszuwerten. Das Krankheitsbild des metabolischen Syndroms konnte somit nicht vollständig ermittelt werden. Die zukünftige Tendenz ist jedoch ableitbar. Sie birgt ein gewisses Risiko, zukünftig mit einem stärker werdenden Krankheitsbild konfrontiert zu werden. Herr K. hat allerdings gute Möglichkeiten, dem entgegenzuwirken. Jedoch spielt seine Compliance eine nicht zu unterschätzende Rolle. Einige Änderungen in der Ernährung, die an den mediterranen Stil angepasst sind, können sich positiv auf sein Gewicht und seine hohen Triglyceride auswirken. Ebenso sollte langfristig eine Restriktion des Alkohols in Betracht gezogen werden. Durch einen Austausch ungesunder Lebensmittel mit gesunder Kost, die Erhöhung des Ballaststoffanteils und die Verringerung des Fettanteils in der Nahrung, gibt es viele Möglichkeiten, die Herrn K.`s Lebenswandel verbessern können.

Durch Unterstützung seiner Frau bei der Garten- oder Hausarbeit kann er mehr Bewegung in den Alltag integrieren. Weiterhin lohnt es sich, die Unterstützung des Arbeitgebers anzufragen, um einen Laufbandschreibtisch anzuschaffen, dessen positiven Effekte einer Steigerung der Leistungsfähigkeit die Anschaffungskosten wett machen können. Zusätzlicher Sport bietet Raum für Stressabbau und zusätzlichen Kalorienverbrauch, der gleichsam die Gewichtsabnahme fördert. Zeitnahe sichtbare Erfolge motivieren zusätzlich und wirken langfristig auf ein positiveres Körpergefühl.

III. Abbildungen

Abbildung 1: Nährstoffzusammensetzung des 1-Tages-Plans des Herrn K.

Mahlzeit	Lebensmittel	Menge in g	Energie[1] in kcal	Kohlenhydrate[1] in g	Ballaststoffe[1] in g	Proteine[1] in g	Fette[1] in g	Salz[1] in g	Harnsäure[2] in mg
Frühstück									
Haferflocken-	Haferflocken	100	373	59,6		13,2	6,6	0	
Porridge	Magerquark	150	109,5	4,8		20,3	0,4	0,2	
	Mandeldrink	200	26	0		0,8	2,2	0,3	
	Heidelbeeren	130	59,8	7,9		0,8	0,8	0	
Summe		**530**	**568,3**	**72,2**	**12,9**	**35,0**	**10,0**	**0,5**	**65**
Mittag									
Blumenkohl-	Blumenkohl	140	39,2	3,3		3,4			
Sellerie-Püree	Knollensellerie	150	40,5	3,4		2,3			
mit	Lachs, gegart	125	126,3	0		25,6			
gedünstetem	Salatgemüse	30	4,2	0,3		0,4			
Lachs	Leinöl	12	106,1	0		0			
Summe		**457**	**316,2**	**7**	**10,78**	**31,7**	**15,5**	**0,5**	**327**
Abendessen									
Gemüsewildreis	Wildreis, gekocht	200	276	53,8		10,6	0,8	0	
	Hühnerei	60	82,2	0,9		7,1	5,6	0,2	
	Salatgurke	150	21	2,7		0,9	0,3	0	
	Tomate, gegrillt	150	30	3,9		1,4	0,3	0	
	Joghurt-Dressing	15	15,9	0,7		0,5	1,2	0,1	
	Paprika, rot, gegrillt	200	100	14,7		3,0	1,2	0	
	Paprika, grün, gegrillt	200	44	5,8		2,2	0,5	0	
Summe		**975**	**569,1**	**82,5**	**20,12**	**25,7**	**9,7**	**0,3**	**150**
Tagessumme			**1.453,3**	**161,7 g / 663 kcal**	**43,8 g**	**92,4 g / 379kcal**	**35,2 g / 320 kcal**	**1,3 g**	**542**
Tagesbedarf			**1.768**						
Empfehlung D-A-CH- Referenzwerte				> 50% / > 885 kcal	> 30 g / Tag	max. 20% max. 354 kcal	< 30% < 530 kcal	< 5g / Tag	< 500 mg / Tag
Differenz				- 314,7	- 222 kcal	+ 13,8	+ 25 kcal	- 210 kcal	- 3,7g	+ 42

[1] Quelle: eigene Darstellung mit Hilfe der Snics – Ernährungssoftware

[2] Quelle: Harnsäure-Gehalt gemäß „Checkliste Nährwerte" (Freund 2021)

IV. Literaturverzeichnis

Monografien

DGK (2018): ESC/ESH Pocket Guidelines, Management der arteriellen Hypertonie, Börn Bruckheimer Verlag GmbH, S. 11ff.

DGK (2019): ESC/EAS Pocket Guidelines, Diagnostik und Therapie der Dyslipidämien, Börn Bruckheimer Verlag GmbH, S. 30ff.

Elmadfa, I. (2019): Ernährungslehre, Verlag Eugen Ulmer, Stuttgart, 4. Auflage, S.248ff.

Elmadfa, I./Leitzmann, C. (2019): Ernährung des Menschen, Verlag Eugen Ulmer, Stuttgart, 6. überarbeitete und aktualisierte Auflage, S. 239 - 683

Freund, R. (2021): Checkliste Nährwerte. Kalorien, Cholesterin, Fette, Eiweiß, Purine, Ballaststoffe. Govi-Verlag Eschborn, 4. durchgesehene Auflage, ISBN: 978-3-7741-1579-8

Grass, U. (2019): Laborparameter verstehen, einordnen, interpretieren. Wissenschaftliche Verlagsgesellschaft Stuttgart, 4. Auflage, S. 78

Hahn, A./Ströhle, A./Wolters, M. (2015): Ernährung: Physiologische Grundlagen, Prävention, Therapie, Wissenschaftliche Verlagsgesellschaft Stuttgart, S. 794

Herold, G. (2019): Innere Medizin, de Gruyter Verlag, Berlin, S. 932 (URL: https://search-ebscohost-com.pxz.iubh.de:8443/login.aspx?direct=true&db=nlebk&AN=2157301&lang=de&site=eds-live&scope=site [letzter Zugriff: 15.10.2021])

Höfler, E./Sprengart, P. (2018): Praktische Diätetik. Grundlagen, Ziele und Umsetzung der Ernährungstherapie. 2. Auflage, Wissenschaftliche Verlagsgesellschaft mbH, Stuttgart, S. 427

Kasper, H. ((2014): Ernährungsmedizin und Diätetik, Urban & Fischer Verlag, München, 12. überarbeitete Auflage, S. 118 - 247

Sammelbände

Bischoff, S.C. (2018): *Übergewicht und Adipositas im Erwachsenenalter* In: Biesalski et al (Hrsg.), Ernährungsmedizin. Nach dem Curriculum Ernährungsmedizin der Bundesärztekammer, Thieme Verlag Stuttgart, 5. Auflage, S. 623

Fritsche, A., Ebelt, U. (2018): *Diabetes mellitus Typ 1 und 2 und metabolisches Syndrom.* In: Biesalski, H. K. et al. (Hrsg), Ernährungsmedizin, Georg Thieme Verlag, Stuttgart, 5. Auflage, S. 661

Kreymann, K.-G. (2018): *Energiehaushalt.* In: Biesalski, H. K. et al. (Hrsg.), Ernährungsmedizin. Nach dem Curriculum Ernährungsmedizin der Bundesärztekammer, Georg Thieme Verlag, Stuttgart, 5. vollständig überarbeitete und erweiterte Auflage, S. 83

Wirth, A. (2015): *Diagnostik und Ätiologie der Adipositas.* In: Herpertz, S.(Hrsg.) / Zwaan, M. de / Zipfel, S., Handbuch Essstörungen Und Adipositas, Springer Berlag, Berlin, 2. Aufl., S. 361

Studien und Publikationen

DAG – Deutsche Adipositas Gesellschaft e.V. (2019): Patientenleitlinie zur Diagnose und Behandlung der Adipositas. Eine Leitlinie für Betroffene, Angehörige und nahestehende Personen, die sich auf eine ärztliche Leitlinie stützt: die „S3-Leitlinie Prävention und Therapie der Adipositas (URL: https://adipositas-gesellschaft.de/wp-content/uploads/2020/06/Patientenleitlinie_Adipositas.pdf [letzter Zugriff: 11.10.2021]

Gao C. et al. (2020): *Effects of fish oil supplementation on glucose control and lipid levels among patients with type 2 diabetes mellitus: a Meta-analysis of randomized controlled trials.* Lipids Health Dis., Volume 19(1), Ausgabe 87 (URL: https://www.ncbi.nlm.nih.gov/pmc/articles/PMC7206824/ [letzter Zugriff: 4.10.2021])

Hartweg, J. et al. (2008): *Omega-3 polyunsaturated fatty acids (PUFA) for type 2 diabetes mellitus.* Cochrane Database of Systematic Reviews, Ausgabe 1. Art. Nr.: CD003205. (URL: DOI: 10.1002/14651858.CD003205.pub2 [letzter Zugriff: 04.10.2021])

Hauner, H./Bechthold, A./Boeing, H. et al. (2011): Evidenzbasierte Leitlinie Kohlenhydratzufuhr und Prävention ausgewählter ernährungsmitbedingter Krankheiten, Deutsche Gesellschaft für Ernährung e.V. (Hrsg.), S. 117 (URL: https://www.dge.de/fileadmin/public/doc/ws/ll-kh/DGE-Leitlinie-KH-ohne-Anhang_Tabellen.pdf [letzter Zugriff: 11.10.2021])

Liu, N. et al. (2020): Hyperuricemia induces lipid disturbances mediated by LPCAT3 upregulation in the liver. In: FASEB journal: official publication of the Federation of American Societies for Experimental Biology, Volume 34, Ausgabe 10, S. 13474-13493. DOI: 10.1096/fj.202000950R (URL: https://pubmed.ncbi.nlm.nih.gov/29939616/ [letzter Zugriff: 07.10.2021])

MacEwen, B. T./MacDonald, D. J./Burr, J.F. (2015): A systematic review of standing and treadmill desks in the workplace. In: Preventive Medicine, Volume 70, S. 50-58 (URL: https://doi.org/10.1016/j.ypmed.2014.11.011 [letzter Zugriff: 14.10.2021])

McCracken, E. et al. (2018): *Pathophysiology of the metabolic syndrome.* In: Clinics in Dermatology, Volume 36, Ausgabe 1, S. 14-20, DOI: 10.1016/j.clindermatol.2017.09.004 (URL: https://pubmed.ncbi.nlm.nih.gov/29241747/ [letzter Zugriff: 20.9.2021])

Patel, P., Abate, N. (2013): *Body fat distribution and insulin resistance.* In: Nutrients, Ausgabe 5, S. 2019–2027, DOI: doi:10.3390/nu5062019, (URL: https://pubmed.ncbi.nlm.nih.gov/23739143/ [letzter Zugriff: 21.09.2021])

Toeller et al. (2005): *Evidenz-basierte Ernährungsempfehlungen zur Behandlung und Prävention des Diabetes mellitus*, In: Diabetes und Stoffwechsel, 2005, S. 79-81 (URL: https://www.dge.de/fileadmin/public/doc/ws/EBL-Ernaehrung.pdf [letzter Zugriff: 110.10.2021])

Zeitschriften

DGFF.de (2021): *Erhöhte Triglyceride.* Patientenratgeber Deutsche Gesellschaft zur Bekämpfung von Fettstoffwechselstörungen und ihren Folgeerkrankungen DGFF (Lipid-Liga) e.V., S. 9ff. (URL: https://www.lipid-liga.de/buecher/erhoehte-tryglyzeride [letzter Zugriff: 11.10.2021])

European Journal of Clinical Nutrition (2000): Recommendations for the nutritional management of patients with diabetes mellitus, Volume 54, Ausgabe 4, S. 353-355, DOI: 10.1038/sj.ejcn.1600962

Hauner, H. (2017): *Prävention und Therapie des metabolischen Syndroms.* In: Gastroenterologe, Ausgabe 12, S. 305–311, (URL: https://link.springer.com/content/pdf/10.1007/s11377-017-0157-1.pdf [letzter Zugriff: 20.9.2021])

Steffen, H.M. (2016): *Die Epidemiologie der Hypertonie in Deutschland.* In: MMW-Fortschritte der Medizin, Ausgabe 158, S. 63 (URL: https://doi.org/10.1007/s15006-016-8781-0 [letzter Zugriff: 21.09.2021)

Reuter, S./Mrowka, R. (2015): *The metabolic syndrome: the future is now.* In: Acta physiologica, 214. Jg. 2015, Heft 3, S. 291–294 (URL: https://onlinelibrary.wiley.com/doi/epdf/10.1111/apha.12530 [letzter Zugriff: 20.9.2021])

Internetquellen

AöR (2021): *Merkblatt zur Ernährung für Patienten mit Hypertriglyzeridämie.* Universitätsklinikum Leipzig – AöR Department für Innere Medizin (URL: https://www.uniklinikum-leipzig.de/einrichtungen/kardiologie/Freigegebene%20Dokumente/Merkblatt_Hypertriglyzerid%C3%A4mie.pdf [letzter Zugriff: 30.9.2021]

DAG.de (2021a): URL: https://adipositas-gesellschaft.de/ueber-adipositas/definition-von-adipositas/ [letzter Zugriff: 21.09.2021]

DAG.de (2021b): URL: https://adipositas-gesellschaft.de/ueber-adipositas/folge-und-begleiterkrankungen/ [letzter Zugriff: 14.10.2021])

DGE.de (2021a): URL: https://www.dge.de/fileadmin/public/doc/ws/position/DGE-Positionspapier-Richtwerte-Energiezufuhr-KH-und-Fett.pdf [letzter Zugriff: 19.10.2021])

DGE (2021b): URL: https://www.dge.de/presse/pm/mehr-ballaststoffe-bitte/?L=0&cHash=de74871cb8220ba3050ddd99040f0831

Schlaganfallbegleitung.de (2021): URL: https://schlaganfallbegleitung.de/wissen/triglyceride#normwerte [letzter Zugriff: 22.09.2021]

ugb.de (2021): Chronobiologie: Übergewicht vermeidbar? Vereine für unabhängige Gesundheitsberatung e.V. (URL: https://www.ugb.de/forschung-studien/chronobiologie-uebergewicht-vermeidbar/ [letzter Zugriff: 11.10.2021])

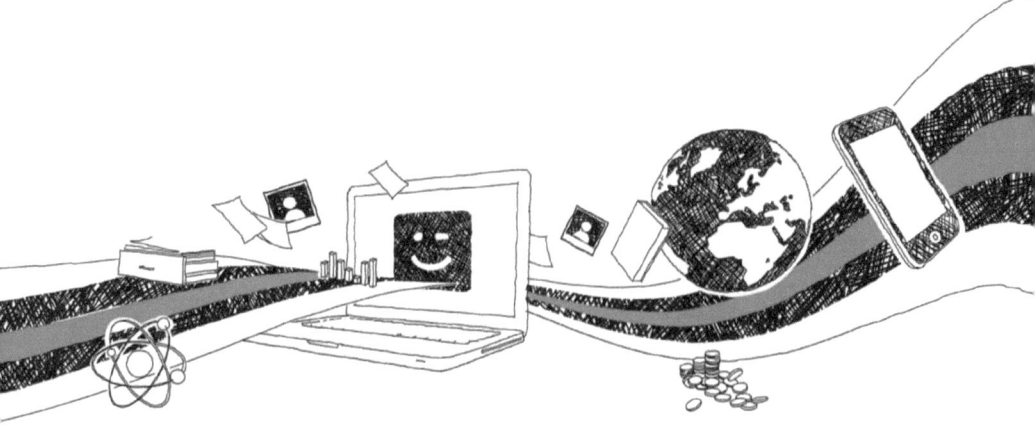
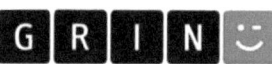